Low Carb

Des recettes délicieuses faibles en glucides

(Livre De Recettes: Régime Cétogène)

Adelisa Gagnier

<u>TERMES & CONDITIONS</u>

Nulle partie de ce livre ne peut être transmise ou reproduite de quelle que façon que se soit – électronique, mécanique, imprimée, par photocopie, par scanner ou par enregistrement – à moins d'obtenir l'autorisation préalable de l'auteur. Tous les informations, les idées, les lignes guide ont seulement un but instructif. Bien que l'auteur ait essayé d'assurer la précision maximale du contenu, on conseille à tous les lecteurs de suivre à leur risque les instructions . L'auteur de ce livre ne peut pas être considéré responsable pour aucun dommage accidentel, personnel ou commercial provoqué par la représentation erronée de ces informations. Les lecteurs sont invités à demander une consultation professionnelle en cas de nécessité.

TABLE DES MATIÈRES

Chapitre 1 – Repas Pauvres En Sucres

Si vous avez été à la recherche d'un livre de régime faible en glucides pour vous aider à suivre un régime, alors c'est le livre parfait pour vous. Une des causes les plus courantes de gain de poids est la trop grande consommation de glucides; En suivant un régime sain, faible en glucides, vous pouvez perdre ces livres en trop.

Aujourd'hui, ce livre de recettes Low-Carb s'invite à votre table et s'apprête à révolutionner votre santé et votre bien-être! Le régime Low-Carb présente de nombreux et impressionnants avantages: Moins de graisses dans le corps: Le régime Low-Carb est riche en protéines et ne permet pas aux graisses de se stocker.

Voie intestinale plus saine: Un régime Low-Carb régulier renforce vos intestins. Vitamines et minéraux: Le régime Low-Carb est riche en vitamines et minéraux; revitalisez-vous grâce à votre alimentation.

Omelette Extraordinaire

Cette recette économique est riche en goût !

Ingrédients :

- 2-3 c. à table de poivron haché
- 1 c. à table de lait écrémé
- 1-2 c. à table de fromage faible en gras, râpé
- Sel et poivre
- 3 c. à table d'oignon, émincé
- 2 œufs
- 1 c. à table de farine

Préparation :

1. Préparer tous les ingrédients
2. Battre les œufs dans un bol allant au micro-onde
3. Ajouter les oignons, le poivron, la farine, le fromage et le lait et bien mélanger
4. Saler et poivrer
5. Placer au micro-onde et cuire 4 minutes
6. Servir

Temps de préparation : 2 minutes
Temps de cuisson : 4 minutes
Portions : 1

Roulés Bacon Et Foie De Volaille Audacieux

Cette recette est très simple et se prépare en moins d'une heure.

Ingrédients :

- 10 foie de poulet
- 18 tranches de bacon

Préparation :

1. Préparer tous les ingrédients
2. Enrouler chaque foie dans une ou deux tranches de bacon et piquer avec un cure-dents
3. Disposer sur une plaque à cuisson et cuire au four pendant 18 minutes à 340°F ou jusqu'à ce qu'ils soient bien dorés
4. Servir

Temps total : 45 minutes

Portions : 10

Succulent Camembert Grillé À L'ail

Ingrédients :

- 5 gousses d'ail, émincées
- ½ tasse de poudre d'amande
- Une pincée de poivre noir moulu
- 2 c. à thé de romarin séché
- 1 meules de Camembert de grosseur moyenne

Préparation :

1. Préparer tous les ingrédients
2. Mélanger l'ail, le romarin, la poudre d'amande et le poivre dans un bol
3. Déposer la meule de fromage sur une plaque à cuisson et ajouter la garniture
4. Cuire au four pendant 25 minutes à 340°F
5. Servir avec des bâtonnets de légumes ou des craquelins

Temps total : 35 minutes

Portions : 5

Divine Trempette Crabe Et Parmesan

Ingrédients :

- ½ tasse de fromage parmesan râpé
- 1 c. à thé d'origan séché
- 2 cannes de crabe, égoutté
- ½ tasse de fromage à la crème
- 2 gousses d'ail, émincées
- ½ tasse de mayonnaise

Préparation :

1. Préparer tous les ingrédients
2. Combiner tous les ingrédients dans un bol et bien mélanger
3. Servir avec des bâtonnets de légumes ou des craquelins

Temps total : 18 minutes

Portions : 3

Asperges Frites À La Poêle Sensationnelles

Ingrédients :

- 1 gousses d'ail, broyées
- 1/2 tasse d'huile d'olive
- Sel et poivre
- 2 livre d'asperges, lavées et parées

Préparation :

1. Préparer tous les ingrédients
2. Chauffer l'huile dans une poêle et cuire l'ail jusqu'à ce qu'il soit bien doré. Retirer l'ail
3. Mettre les asperges dans l'huile et cuire en brassant souvent pendant 10 minutes
4. Retirer les asperges et les déposer sur du papier essuie-tout. Saupoudrer de sel et de poivre au goût
5. Servir et savourer !

Temps total : 40 minutes

Portions : 3

Pain D'automne À La Citrouille

Ingrédients

- 1 cuillère à café et demi d'épices pour tarte à la citrouille (cannelle, girofle, gingembre...)
- 1/2 cuillère à café de gros sel
- 3 cuillères à café de levure
- 120 ml de lait de coco
- Huile de coco (pour graisser le plat)
- 115 g de purée de citrouille
- 4 blancs d'œufs
- 50 g de poudre d'amandes

Préparation

1. Rassemblez tous les ingrédients.
2. Faites préchauffer votre four à 170 °C. Graissez le moule à pain avec l'huile de coco.
3. Tamisez et ajoutez les ingrédients secs dans un grand bol.
4. Maintenant, passez à l'étape la plus importante.

5. Dans un bol différent, ajoutez la purée de citrouille et le lait de coco. Mélangez bien. Dans un troisième bol, battez les blancs d'œufs. Incorporez les blancs d'œufs à la pâte. Mélangez délicatement.

6. Étalez la pâte dans le moule à pain.

7. Dernière étape.

8. Faites cuire le pain pendant 2h. Lorsque c'est prêt, retirez le pain du four et laissez refroidir.

9. Coupez en tranches et servez.

Parts: 8

Temps de cuisson:

Préparation et cuisson: 1H10 min.

Salade Crabe Et Avocat, Sensationnelle

Ingrédients
- 400 g de chair de crabe
- 3 cuillères à soupe de mayonnaise
- 1/2 cuillère à soupe de piment rouge
- Sel et poivre
- 1 avocat, dénoyauté et coupé en dés
- Le jus d'1 citron vert
- 20 g de coriandre fraîche
- Une pincée de poivre de Cayenne

Préparation:
1. Rassemblez tous les ingrédients.
2. Mélangez la chair de crabe et l'avocat.
3. Dans un bol, versez la coriandre, la mayonnaise, le piment rouge, le jus de citron vert, le poivre de Cayenne, le sel et le poivre.

4. Et maintenant, l'étape cruciale.
5. Incorpore la sauce au mélange crabe-avocat.
6. Servir garni de coriandre fraîche.
7. Bonne dégustation!

Pour: 3 personnes

Temps de préparation: 7 minutes

Temps de cuisson: 8 minutes

Salade De Laitue, Fromage Blanc, Fraises Et Noix.

Ingrédients
- 3 cuillère à soupe de noix
- 100 g de fraises
- 110 g de fromage blanc
- 110 g de pamplemousse
- 70 g de laitue

Assaisonnement:
- 2 cuillères à soupe d'huile d'olive ou d'huile de Nigelle
- 1 cuillères à soupe de jus de citron pressé
- 1 pincée de sel de mer
- 2 cuillères à soupe de graines de chanvre
- 1 pincée de poivre noir

Préparation
1. Rassemblez tous les ingrédients.
2. Mélangez tous les ingrédients.

Pour: 3 personnes

Bâtonnets De Poulet

Ingrédients

- 80 g de poudre d'amande
- 2 cuillères à café de sel
- 600 ml d'huile végétale pour la friture
- 1/2 cuillère à café de poivre noir moulu
- 1/2 cuillère à café de cumin
- 3 blancs de poulets, coupés en bâtonnets
- 4 œufs battus

Préparation:

1. Rassemblez tous les ingrédients.
2. Dans un bol, mélangez les œufs, la poudre d'amande, le sel, le cumin et le poivre noir.
3. Plongez les bâtonnets dans le bol. Assurez vous qu'ils soient recouverts uniformément.

4. Plongez quelques bâtonnets dans l'huile chaude. Laissez frire jusqu'à ce qu'ils soient dorés.
5. Retirez-les puis disposez-les sur un essuie-tout. Répétez l'opération avec les bâtonnets restants.
6. Servez chaud.

Préparation et cuisson: 50 minutes
Pour: 6 personnes

Poulet Grillé Teriyaki Low Carb

Ingrédients
- 2 à 3 gousses d'ail émincées
- 4 cuillères à soupe de sauce soja
- 1/2 cuillère à café de gingembre moulu
- 3 cuillères à soupe de Xérès sec
- 4 blancs de poulet
- 80 ml d'eau

Préparation
1. Rassemblez tous les ingrédients.
2. Marinade: dans un verre doseur, mélangez tous les ingrédients (sauf le poulet). Placez le poulet dans un sac congélation zip grand modèle, puis versez la marinade.
3. Placez le sac dans une poêle, puis mettez au réfrigérateur 3 heures, en retournant le sac de temps en temps.
4. Égouttez et jetez la marinade.

5. Sur un grill, faites cuire le poulet jusqu'à ce qu'il ait perdu sa couleur rosée à l'intérieur.

6. Attention à ne pas le laisser trop cuire.

7. Humez les arômes, puis dégustez.

3-4 parts

Bâtonnets Mozzarella-Bacon

Ingrédients
- 9 bâtonnets de mozzarella
- 9 tranches de bacon
- 1 œufs battus
- 50 g de poudre d'amandes

Préparation:
1. Rassemblez tous les ingrédients.
2. Tremper chaque bâtonnet dans l'œuf; roulez chaque bâtonnet dans la poudre d'amandes.
3. Enroulez une tranche de bacon autour de chaque bâtonnet. Sur une plaque recouverte de papier cuisson, disposez les bâtonnet.
4. Dans le four préchauffé à 195 °C, laissez cuire 10 minutes.
5. Servez chaud.

Préparation et cuisson: 25 minutes
Pour: 8 personnes

Galettes De Poisson

Ingrédients

- 2 échalotes finement hachées
- 20 g de Parmesan
- 2 œufs
- 25 g d'amandes moulues
- 3 gousses d'ail émincées
- Sel et poivre à votre convenance
- Entre 850 g et 1 Kg de filet de poisson sans arrêtes
- Huile pour friture
- 5 g de persil haché

Préparation:

1. Rassemblez tous les ingrédients.
2. Passez le poisson dans un robot multifonction jusqu'à ce qu'il soit complètement haché.
3. Incorporez l'ail, l'échalote, le persil, les amandes, le parmesan et les œufs.
4. Assaisonnez à votre goût avec sel et poivre. Mixez énergiquement.

5. Maintenant, passez à l'étape la plus importante.
6. Mouillez vous les mains puis formez de petites galettes.
7. Faites chauffer une poêle à feu moyen, puis ajoutez quelques cuillères à soupe d'huile.
8. Disposez les galettes dans l'huile. Faites frire et dorer des deux côtés.
9. Servez chaud.

Préparation: 40 minutes

Pour: 6 personnes

Superbe Smoothie Noix De Cajou, Chocolat Et Orange

Ingrédients :
- Quelques gouttes d'extrait d'orange
- 1 cuillères à soupe de protéines en poudre au chocolat
- Des glaçons
- 35 cl de lait végétal (noix de cajou par exemple)
- 1 poignée de feuilles de roquette

Instructions :
1. Préparez tous les ingrédients.
2. Mettez-les tous dans un mélangeur et mixez jusqu'à l'obtention d'une consistance lisse. Vous pouvez ajouter des glaçons.
3. C'est prêt!

Parts: 2

Temps de préparation : 8 minutes

Fantastique Salade Au Blanc D'œuf Et À L'avocat

Ingrédients:

- 6 blancs d'œuf dur, coupés en morceaux
- 1 ou 2cuillères à soupe de persil émincé
- 1 pomme Granny Smith coupée en dés
- 2 cuillères à soupe de jus de citron
- 3 cuillères à soupede yaourt blanc
- 130 g de laitue
- Un avocat coupé en dés

Instructions:

1. Préparez tous les ingrédients.
2. Mélangez tout (sauf la laitue) dans un saladier.
3. Répartissez la salade dans les assiettes et disposez la salade de blanc d'œuf dessus.
4. Savourez.

Parts : 4

Temps de préparation : 5 min
Temps de cuisson (œufs durs): 8 min

Crevettes Grillées À Tomber, Pastèque Et Salade D'épinards

Ingrédients :
- Environ 200 g de roquette
- 100 g de fromage râpé
- 180 g de crevettes grillées
- Environ 180 g de pastèque découpée en cubes

<u>Sauce :</u>
- 1 cuillères à souped'huile d'olive ou d'huile de cumin
- Quelques feuilles de basilic frais
- 2 cuillères à soupede jus de citron frais
- Une pincée de sel
- Une pincée de poivre

Instructions:
1. Mélangez tous lesingrédients dans un saladier.

Parts - 3

Fantastiques Ailes De Poulet Au Citron Vert Et Piment Jalapeño

Ingrédients:

- 2 cuillères à soupede sauce Aminos (de coco)
- 3 cuillères à souped'huile de coco
- 1 kg d'ailes de poulet
- Le jus d'un citron vert
- 5 gousses d'ail émincées
- 3piments Jalapeño, évidés et émincés
- 40 g de coriandre frais
- Sel et poivre

Instructions :

1. Préparez tous les ingrédients.
2. Mettez tous les ingrédients dans un sac plastique refermable et mélangez bien.
3. Laissez mariner toute la nuit.
4. Le lendemain, mettez les ailes de poulet et la sauce sur une plaque à four et faites cuire au four préchauffé à 180°C (320°F)

pendant 30 à 45 minutes jusqu'à ce que les ailes soient bien dorées.

5. Servez chaud.

Temps de préparation : 2 heures

Parts : 4

Poulet Alfredo Mijoté Avec Amour

Ingrédients

- 400 g de champignons en morceaux
- 400 ml de sauce Alfredo allégée
- Poudre d'ail
- Poivre
- Persil frais ciselé
- Sel
- 180 g d'épinards frais
- 3 gousses d'ail coupées en deux
- 5 morceaux de poulet désossés

Instructions

1. Préparez tous les ingrédients.
2. Mettez les morceaux de poulet dans une cocotte-minute, salez. Ajoutez la sauce Alfredo et l'ail, recouvrez bien les morceaux.
3. Disposez les champignons au-dessus du poulet; ajoutez la poudre d'ail, le poivre et le persil. Commencez Mla cuisson à feu doux pendant 5 heures, jusqu'à ce

que le poulet soit cuit. Ensuite,
ajoutez les épinards et laissez
cuire jusqu'à ce qu'ils soient
fondants.

4. Si les morceaux de poulet sont
trop gros, vous pouvez les couper
en deux pour faire 8 parts.

Parts : 5

Super Cafélowcarbocino

Ingrédients :
- 1 cuillères à caféd'extrait de vanille
- 50 cl de crème fraîche
- 7 glaçons
- 23 cl de café froid
- ¼ de cuillère à café de gomme dexantham
- 3 cuillères à soupede Xylitol

Instructions :
1. Préparez les ingrédients.
2. Mettez-les tous dans votre mélangeur. Mixez jusqu'à l'obtention d'un mélange lisse. Servez.

Parts : 2

Temps de préparation : 8 minutes

Merveilleux Nachos Croustillants Au Fromage

Ingrédients :
- ½ cuillère à café de poudre d'ail
- ¼ de cuillère à café de piment de Cayenne
- ½ cuillère à café de poudre d'oignon

Instructions :
1. Préparez tous lesingrédients.
2. Mettez le fromage râpé dans un saladier et assaisonner, mélangez bien. Huilez un plat allant au micro-ondes de la taille d'un saladier.
3. Mettez 20 g de fromage dans le plat huilé et faites chauffez au maximum pendant 3 minutes, ou jusqu'à ce qu'un disque de fromage doré se soit formé.
4. Laissez refroidir 2 minutes, puis décollez le nachos du plat en

utilisant un couteau, et faites
cuire l'autre côté.
5. Servez.

Speedy Beignets De Courgettes

Ce qu'il faut
- 1 petite cuillère de cumin en poudre
- ¼ de petite tasse de persil haché
- ¼ de petite tasse de Parmesan râpé
- ¼ de petite tasse d'huile végétale pour frire
- 3 courgettes râpées
- Un œuf
- Sel et poivre

Préparation
1. Réunissez tous les ingrédients.
2. Avec soin, faites sortir la liquide des courgettes râpées et mettez-les dans un bol.
3. Battez-les dans l'œuf avec persil, cumin et Parmesan. Ajoutez ensuite sel et poivre.
4. Réchauffez l'huile dans une poêle. Faites tomber les cuillères

de pâté de courgettes dans l'huile bouillant.

5. Il vous reste une seule chose à faire.

6. Faites cuire sur un côté jusqu'à ce qu'il devienne doré, ensuite faites sauter et faites frire de l'autre côté aussi.

7. Mettez les beignets sur papier absorbant et servez-les tièdes.

8. Goûtez- les !!!

Temps de cuisson: 35 minutes
Quatre-cinq portions

Pancakes Plume

Ce qu'il faut

- 1 petite cuillère de levure
- 1 petite cuillère de muscade
- ¼ petite cuillère de cannelle
- 3 œufs moyens
- Un paquet de Splenda
- ¼ de fromage Ricotta écrémée

Préparation

1. Réunissez tous les ingrédients.
2. Avec un mixeur, battez les œufs pour environ trois minutes jusqu'à ce qu'ils soient en neige.
3. Ajoutez le fromage, la muscade, la cannelle, la levure et le Splenda. Continuez à battre jusqu'à ce que tout soit bien liquide.
4. Il vous reste une seule chose à faire maintenant.
5. Versez le mélange dans une poêle antiadhésive et faites frire sur les

deux côtés jusqu'à ce qu'ils deviennent dorés.
6. Servez avec votre garniture préférée et/ou du sirop sans sucre.

Une ou deux portions.
Temps de préparation : 5 minutes.
Temps de cuisson : 10 minutes.

Frites De Poivrons Tres Appetissantes

Ce qu'il faut

- 25 g de poivrons en morceaux

Préparation

1. Réunissez tous les ingrédients.
2. Mettez les poivrons coupés en tranches sur un plat pour micro-ondes et faites réchauffer pour 50-60 secondes, jusqu'à ce qu'ils soient croquants.
3. C'est tout !

Legendaires Graines De Courge Epices

Ce qu'il faut

- 3 petites cuillères d'huile d'olive
- ¼ de petite cuillère de cannelle en poudre
- 3 petites cuillères de sel
- 1 petite cuillère de cumin en poudre
- 1 petite cuillère de paprika fumée
- 3 petites tasses de graines de courge

Préparation

1. Réunissez tous les ingrédients.
2. Mélangez tous les ingrédients dans un bol.
3. Maintenant étalez les graines sur une plaque de cuisson couverte avec du papier sulfurisé et faites cuire dans le four préchauffé à 180° pour vingt minutes.
4. Il vous reste une seule chose à faire maintenant.

5. Fouettez deux fois pendant la cuisson.

6. Servez les graines de courge froids.

Quatre – sept portions
Temps de préparation et cuisson : 30 minutes

Rouleaux D'asperge Et Jambon Exceptionnels

Ce qu'il faut
- 10 asperges
- 12 tranches de jambon

Préparation
1. Réunissez les ingrédients.
2. Enveloppez chaque asperge avec une tranche de jambon et mettez-les sur une plaque à cuisson couverte avec du papier sulfurisé.
3. Faites cuire dans le four préchauffé à 170° pour vingt-deux minutes.
4. Servez les asperges chauds.

Quatre-six portions

Temps de préparation et cuisson : 35 minutes

Incroyable Omelette De Tomates Renversee

Ce qu'il faut
- 2 petites cuillères d'huile
- 5 œufs battus
- Sel et poivre
- 2 petites cuillères de ciboulettes coupées en tranches
- 2 tomates coupés en tranches
- 1 petite cuillère de persil séché

Préparation
1. Réunissez tous les ingrédients.
2. Mélangez dans un bol œufs, ciboulettes, persil, sel et poivre.
3. Réchauffez l'huile dans une poêle et mettez-y les tomates.
4. Maintenant on peut procéder vers l'étape la plus importante.
5. Commencez à cuire pour quatre minutes et versez ensuite le mélange d'œuf.

6. Baissez la flamme et couvrez la poêle avec un couvercle.
7. Il vous reste une seule chose à faire.
8. Faites cuire à feu doux pour douze minutes jusqu'à ce que l'omelette soit prête.
9. Une fois cuite, renversez-la dans un plat et servez-la fraiche.

Temps de cuisson: 30 minutes
Cinq ou six portions.